LA EPILEPSIA

y

Su Tratamiento HOMEOPÁTICO

Roberto Palomares Duran

B. JAIN PUBLISHERS (P) LTD.
Nueva Delhi

NOTA

Cualquier información dada en este libro, no debe tomarse en lugar de una indicación medica. Cualquier persona con un estado que requiera una atención medica debe consultar a un médico calificado o terapeuta.

LA EPILEPSIA Y SU TRATAMIENTO HOMEOPÁTICO

Reimpreso Edicíon: 2005

F

Publicado por

Kuldeep Jain

Por

B. JAIN PUBLISHERS (P) LTD.

1921, Street No. 10, Chuna Mandi, Paharganj,
New Delhi 110 055 (INDIA)
Ph.: 23583100, 23581300, 23581100, 23580800
Fax: 91-011-23580471
Email: bjain@vsnl.com, **Website:** www.bjainbooks.com

Impreso en la India por:

J. J. OFFSET PRINTERS

522, FIE, Patparganj, Delhi-110092

ISBN : 81-7021-669-9

BOOK CODE : BR-4151

Contenidos

Prólogo 1

Introducción 3

Generalidades De La Epilepsia 5

Fisiopatología 7

Etiología 15

¿Qué Hacer En Caso De Que Se Presente Una Crisis Convulsiva? 19

El Tratamiento Homeopático es el siguiente 23

Bibliografía Recomendada 36

Prólogo

La primera edición alcanzó gran difusión entre los lectores de habla hispana, en esta segunda edición quiero continuar y mejorar la primera, quiero continuar con algunos conceptos según los nuevos descubrimientos que se han hecho en torno a la enfermedad pero la esencia sigue siendo la misma, me he convencido que debo darle mas importancia a lo psicológico que a lo biológico.

Espero que esta nueva revisión tenga al menos el mérito de dar a conocer por escrito los pensamientos de algunos de los clásicos que dieron origen a la Homeopatía, así como otros que sin ser homeópatas lograron el reconocimiento en los mejores círculos médicos y científicos.

La eficacia clínica de la homeopatía ha sido minuciosamente puesta a prueba con otros sistemas de curación logrando siempre salir triunfante en el mercado global de la medicina con respuestas satisfactorias con los enfermos, logrando curarlos sobre todo sin efectos secundarios como dan los medicamentos sintéticos.

Si puede el lector sacar provecho de este libro, creo que alcance el objetivo para el cual se escribió, mi mas sincero reconocimiento es para todos los que han servido a la humanidad, que han trabajado para conocer mejor a los enfermos y a la enfermedad y sus manifestaciones.

Mi admiración y respeto muy especial a la OMS. y a la Liga Internacional contra la Epilepsia a todos ellos les dedico este libro que no tiene otra intención que la de hacer frente a la epilepsia hasta sus últimas consecuencias.

Dr. Roberto Palomares Durán

Guadalajara, Jal. México

Noviembre de 2004.

Introducción

Para el médico homeópata es muy importante, poder entender e interpretar los diferentes síntomas y sensaciones que le expresan los enfermos de epilepsia, antes de prescribir cualquier medicamento.

Si logra interpretar el lenguaje de la naturaleza propia de la enfermedad, y puede ver la débil señal de auxilio y oír el grito angustioso de la enfermedad, (ya que la enfermedad se expresa por medio de los síntomas) él sabrá interpretar la imagen revelada en los medicamentos homeopáticos.

El médico homeópata podrá determinar con certeza cuál es el medicamento qué justifique su prescripción, él sabe que en la homeopatía no existe un medicamento especial o único para determinada enfermedad, tampoco los podemos generalizar, pues cada uno de ellos tiene o lleva impresa su propia individualidad; por tal motivo debemos analizarlos para escoger el que tenga la mayor cantidad de síntomas, pudiera ser por ejemplo la Belladona, si tomamos en cuenta la agravación que presenta con la luz y otros síntomas o tal vez pudiera el enfermo presentar otros síntomas propios de otros medicamentos como por ejemplo: Oenanthe, Cicuta, etc.

Recomiendo a los lectores que si quieren profundizar más, consulten un buen repertorio y traten de jerarquizar los síntomas, tomando en cuenta en primer lugar los Síntomas Mentales en el siguiente orden:

1. Los síntomas mentales relacionados con los deseos o las aversiones, el amor y o el odio.

2. Los síntomas relacionados a la mente racional o intelectual

3. Los síntomas que se relacionen con la memoria.

Si queremos ser más precisos diremos que los síntomas mentales son todos aquellos que se relacionen con la memoria, el entendimiento y / o la voluntad.

Los síntomas que le siguen a los mentales son los generales; estos se relacionan con todo su cuerpo, su sangre y sus fluidos así como la sensibilidad al calor o al frío, incluidos aquí todas sus modalidades. (agravaciones o mejorías)

Existen otros síntomas raros o extraños; además los síntomas concomitantes, los síntomas claves o patonogmónicos, (key notes, o característicos) síntomas Comunes etc.

Una vez encontrado el medicamento seleccionado se debe recurrir a una buena materia medica p. Ej.- Vijnovsky. para poder prescribir su medicamento simillium o semejante a su padecimiento.

Generalidades De La Epilepsia

Es el segundo trastorno neurológico mas frecuente después del accidente cerebro vascular (ACV) y afecta al 1% de la población. Se caracteriza por ataques periódicos, cortos y recidivantes de mal funcionamiento motor, sensitivo o psicológico.

Las convulsiones epilépticas se inician con descargas eléctricas sincrónicas anormales procedentes de millones de neuronas encefálicas, quizá debida a círculos reverberantes anormales. Las descargas estimulan a muchas otras neuronas para que envíen impulsos nerviosos hacia sus vías de conducción. Como consecuencia la persona que sufre el ataque puede contraer sus músculos esqueléticos de manera involuntaria o puede ver luces, ruidos u olores sin que sus ojos, oídos o nariz hayan sido estimulados.

Fisiopatología

Se consideran tres mecanismos por los que se puede producir una descarga epiléptica:

1. Disminución de los mecanismos inhibidores, gabaérgicos.
2. Aumento de los mecanismos excitadores mediante el ácido aspártico y glutámico
3. Y finalmente, una alteración de la conducción transmembrana de los iones de sodio y calcio.

Si nos apegamos a la ley de semejanza los medicamentos deben actuar sobre los mecanismos descritos. Los que tienen la capacidad para estimular las descargas antes mencionadas es el Natrum Muriaticum (sodio) el cual actúa sobre el receptor de GABA

Los que bloquean la corriente del Calcio por los canales T serian la Calcárea Carbónica, el Magnesio el titánio dióxido y el Oxido nitroso el cual representa un sistema de defensa del organismo cuando es producido por células blanco que son activadas mediante la respuesta inmunológica del organismo.

Existen dos tipos de Epilepsias:

1. Las epilepsias primarias generalizadas o genéticas en

donde no hay daño cerebral y los cambios corresponden a procesos moleculares a nivel de canales de Calcio o aminoácidos y / o GABA.

2. Las epilepsias secundarias o focales corresponden a las secuelas de un daño cerebral que se convierte en un "*marcapaso*" donde se originan las crisis y el canal comprometido es el de Na.

CONSIDERACIONES SOBRE LA EPILEPSIA Y LOS SÍNDROMES EPILÉPTICOS

La epilepsia es un padecimiento más frecuenten de la población infantil, que se presenta antes de los 15años de edad.

Todas las definiciones que se hacen de ella, coinciden en describirla como una descarga neuronal recurrente, paroxística y autolimitada que se asocia con diferentes manifestaciones electroencefalográficas y clínicas, existiendo diversos enfoques para su clasificación internacional de las crisis epilépticas

La epilepsia se caracteriza por la recurrencia de ideas convulsivas que puede dar lugar a pérdida de conciencia y trastornos del movimiento, de las sensaciones visuales, auditivas y gustativas, del sistema vegetativo del estado de ánimo y de las funciones mentales. En ocasiones no hay perdida del conocimiento ni tampoco se presentan las crisis convulsivas y solo haya una perturbación mental discreta.

Hay dos cosas importantes en esta definición que debemos tomar en cuenta una es la perdida de conciencia y la otra son las crisis convulsivas.

En el ámbito biológico y fisiológico la palabra conciencia tiene un significado muy distinto del que tiene en el ámbito psicológico y moral.

¿ Qué debemos entender por conciencia ?

Conciencia del latín *"Conscientia"* La palabra conciencia compuesta de las palabras latinas *"Cum y Scientia"* viene a significar una ciencia acompañada de otra ciencia, o sea un conocer que de alguna manera es conocido o que es lo mismo, el conocimiento que tenemos de sí mismos, del medio ambiente que depende de la integridad funcional del sistema activador reticular ascendente, sistema de alerta situado en la protuberancia superior del mesencéfalo y di encéfalo (tálamo, hipotalámico) que interacciona de forma efectiva con uno o ambos hemisferios cerebrales. Es la facultad que hace posible dicho conocimiento; es un sentimiento físico de las cosas por ejemplo puedo sentir el frío, el calor etc. es el estado de alerta o estar despiertos, la inconciencia es lo opuesto a la conciencia.

En psicología: Conciencia es la percepción de lo que tiene lugar como resultado de un estímulo externo o la reanimación de experiencias internas o de ambas cosas en alguna combinación, el proceso que mantiene. Como dijo Jean James Langue: Las emociones son la conciencia de los cambios corporales, por ejemplo *"Estoy alegre por que me río y no me río por que este contento"*

En la moral: Conciencia es el conocimiento que tenemos del bien y el mal.

Una crisis epiléptica, es un fenómeno psíquico, sensitivo o motor anómalo, de inicio abrupto y corta duración que se sigue de una vuelta a la normalidad. Él termina *epilepsia* engloba los trastornos convulsivos que cursan con perdida de la conciencia. Una crisis epiléptica es el resultado de una descarga neuronal súbita, excesiva y desordenada en la corteza cerebral estructuralmente normal o patológica. Originada por una inestabilidad de la membrana neuronal causando a su vez una hiperexcitación de la misma o por un déficit de los mecanismos inhibidores normales.

Las lesiones que afectan cualquiera de las regiones motoras producen crisis focales.

Las crisis focales sensitivas son debidas a lesiones que comprometen la corteza sensitiva. Los accesos autonómicos neuro vegetativo están condicionados a lesiones focales localizadas profundamente en el lóbulo temporal y en las áreas límbicas y diencefálicas.

Las crisis psicomotoras del lóbulo temporal, la amígdala el hipocampo pueden en ocasiones extenderse rápidamente a través de todo el cerebro dando lugar a una crisis generalizada.

En la antigüedad no se conocía la causa de la epilepsia; debido a lo aparatoso de sus manifestaciones se le atribuían orígenes sobrenaturales por eso recibió el nombre de

"Morbus divinus" o sea enfermedad divina Hipócrates IV siglos antes de Cristo ya hace mención de ella en sus escritos él aseguraba que la epilepsia no era una enfermedad sagrada como se creía sino una alteración del cerebro

Hipócrates decía que los hombres deben de saber que de ninguna otra parte más que del cerebro viene el gozo, las delicias, la risa, los, juegos, y los lamentos y el duelo, las quejas y las lamentaciones . Y así ,de igual manera, cuando adquirimos conocimientos y sabiduría, y vemos y oímos, y de esta manera sabemos lo que es justo e injusto ,lo que esta bien y lo que esta mal ,lo que es dulce o amargo.... y del mismo órgano nosotros desarrollamos la locura y el delirio, el temor y el terror que nos asaltan.

Hipócrates sostuvo también que las enfermedades se producían por un disbalance de los cuatro humores esenciales: flema, bilis amarilla, bilis negra y sangre. Pequeños excesos de estos tres humores y de sangre daban lugar a personalidades flemáticas, coléricas y sanguíneas. Hipócrates ubicó en el cerebro la capacidad para pensar, sentir o soñar. Fue el primero en proponer que los sueños son expresión de nuestros deseos que acceden hacia el conocimiento cuando se eliminan las demandas de la realidad.

También fue el primero en describir y clasificar racionalmente enfermedades como epilepsia, manía, paranoia, delirio tóxico, psicosis puerperal, fobias e histeria Nos percatamos de que todas esas cosas están dañadas cuando el cerebro no esta sano.

De esta manera , yo soy de la opinión que el cerebro ejerce un gran poder sobre el hombre.

Fue el neurólogo británico John Hughlings Jackson (1834-1911) quien casi profetizó que una convulsión era como una tormenta eléctrica en el cerebro.

Hoy gracias a la Electroencefalografía sabemos que la epilepsia es una descarga eléctrica anormal en alguna parte del cerebro.

La mayor parte de las veces esta descarga eléctrica es la causante de una convulsión y en otras causa de una *"Ausencia o Laguna mental "*.

Si hiciéramos la comparación de una computadora, con el cerebro veríamos que funcionan de igual manera.

El cerebro humano esta formado por millones de células nerviosas llamadas neuronas, conectadas entre sí, producen energía eléctrica de micro voltaje y baja frecuencia varía según el sitio en que se genere, pero con una tendencia a ser rítmica, de acuerdo a la forma en que se difunda y las estructuras sobre las que actúe serán las funciones que realice, si estamos concientes, todo aquello que hacemos con voluntad y mucho de aquello que ni siquiera estamos concientes, ni tenemos voluntad de hacer, todo esto se realiza a través de una serie de mecanismos de producción y distribución de energía y gracias a esto podemos movernos, sentir, dormir, imaginar, hablar, pensar y soñar.

Un impulso nervioso es un fenómeno conocido como una actividad eléctrica normal del cerebro, dichos impulsos son los que nos permiten pensar, sentir y estar despiertos, todo esto se realiza a través de un sistema complejo de flujo de electrones en alguna parte del cerebro si hubiera una falla, y si el cerebro deja de generar electricidad, en forma irreversible a ocurrido la muerte cerebral que es la muerte misma. En un momento dado y por diversas causas una área del cerebro puede generar en forma brusca una descarga eléctrica de micro voltaje y esa descarga puede quedar localizada en el sitio de origen o difundirse a otras áreas del cerebro, si tal descarga posee una magnitud suficiente puede alterar la actividad del cerebro y presentarse una crisis epiléptica. Las descargas se manifestaran de modo diferente según sea el área del cerebro donde ocurra, es decir que hay muchos tipos de crisis epilépticas. Si la descarga ocurre en el área del encéfalo, de la que depende el estado de alerta (en la porción mas elevada del tronco cerebral) la crisis epiléptica se manifiesta como un episodio de inconciencia mas o menos prolongada pero en general breve, a esto le llamamos *"ausencia simple " " laguna mental "* *o* pequeño mal. Pero si la descarga se difunde a las áreas del movimiento, la inconciencia se seguirá de convulsiones muy dramáticas de todo el cuerpo que suelen prolongarse por dos o tres minutos, esta es la crisis epiléptica más conocida y se le llama *" crisis generalizada convulsiva o gran mal"*

Si la descarga ocurre en otras áreas por ejemplo:.

En la corteza cerebral la manifestación será con alucinaciones visuales, auditivas, u olfatorias, combinadas con convulsiones de un solo miembro o de la mitad del cuerpo, sensaciones raras, detención del lenguaje o trastornos del comportamiento o de la mente y que puede generalizarse hasta constituirse en una crisis de *"gran mal"* para que nosotros establezcamos él diagnostico de epilepsia las crisis deben de repetirse.

Etiología

La epilepsia es un término genérico y global ya que engloba a un grupo de enfermedades que se manifiestan por crisis que se denominan epilépticas .

Su incidencia se manifiesta en las personas de 40 años aproximadamente de 30 x 100.00 habitantes,y es más frecuente en personas de más de 80 años.

Epilepsia idiopática. Se habla de idiopática cuando el origen de las crisis es desconocido predominando entre ellas las de origen genético y se cree que son debidas a alteraciones de los neurotrasmisores o receptores para estos.

Las epilepsias Sintomáticas son aquellas debidas a lesiones intracraneales. Por ejemplo (Tumores, infartos..) Traumatismo neonatal grave; infecciones intracraneales. Enfermedades neoplásicas, sustancias tóxicas. Síndrome de Stokes Adams, síndrome del seno carotídeo, síndrome de Rasmussen

Síndrome de la epilepsia del lóbulo temporal. **Síndrome de Landau- kleffner**

Síndrome Desturge-Weber

Causas Yatrogenas que pueden provocar epilepsia pueden ser las siguientes ocasionadas por fármacos como:

Anfetaminas, Lidocaína, Penicilina, Fenotiacinas, Tolbutamida, Imipramina Atropina, Isoniacida, Insulina, Abstinencia de barbitúricos y otros sedantes y tranquilizantes, abstinencia de drogas o alcohol.

Las epilepsias pueden ser secundarias a diversas etiologías por ejemplo:

La cisticercosis, los tumores cerebrales o otras lesiones.

A.- Las epilepsias idiopáticas son aquellas de origen genético.

La clasificación de las epilepsias que pueden ser secundarias a otros padecimientos de la clasificación de los síndromes epileptiformes independientes del modelo de la crisis.

La clasificación de los síndromes epilépticos enumera una serie de epilepsias agrupados por orden de edad de aparición.

1. E Síndrome de West. Se caracteriza por una triada electroclínica que consiste en la presencia de un tipo específico de crisis epilépticas: los espasmos infantiles (ya no imprescindible en el diagnóstico) y un patrón el ectroencefalográfico característico denominado hipsarritmia.

Las características clínicas de los espasmos infantiles son: retardo psicomotor y retardo mental.

2. El síndrome de Lenox – Gastat .- Aparece a los dos años de edad ,tiene un patrón electroencefalográfico característico con descargas de punta –onda lenta de 2 a 2.5 Hz; se acompaña de crisis diferentes modelos, particularmente los tónicos, los atónicos y las ausencias

atípicas, así como el retardo psicomotor y deficiencias cognitivas de aparición variable pero que casi siempre acompañan al padecimiento.

3. La epilepsia Rolándica.

4. La epilepsia mioclónica juvenil (síndrome de Janz). Se inicia entre los 13 y 19 años y está claramente ligada a factores hereditarios. Los pacientes sufren mioclonías de breve duración, o en salvas, sin alteración de la conciencia ,que afectan sobre todo a los miembros superiores, especialmente al despertar. Frecuentemente pasan desapercibidas hasta que se produce una crisis generalizada.El Electroencefalograma muestra un patrón de punta o polipunta-onda a 3 HZ, que se activa con la ELI (estimulación lumínica intermitente). El pronóstico es bueno, sin deterioro intelectual.

Crisis no epilépticas:

En muchas ocaciones sepresentan crisis convulsivas sin que sea realmente crisis epilépticas .

Las crisis no epilépticas se clasifican en Anóxicas , eutónicas, metabólicas, relacionadas con el sueño y las psicógenas, hay otras que son de origen cardiaco, y las vagales.

En algunas ocaciones tambien las ocacionadas por accidentes vasculares-cerebrales que se acompañan de ictus en los momentos del accidente finalmente conviene mencionar también las de origen psicógeno antes mencionadas o las de trastornos de ansiedad, trastornos del pánico y las crisis de conversión.

El control de las crisis es excelente con el acido Valproico, sin embargo, si este medicamento se suprime, las crísis reapareceran es por eso que debemos buscar un medicamento homeopático que se justifique (ver Tratamiento Homeopático) a continuación.

¿Qué Hacer En Caso De Que Se Presente Una Crisis Convulsiva?

1. Siga tranquilo. No inmovilice a una persona que tiene una crisis. Deje la crisis seguir su curso.

2. Proteja a la persona contra heridas. Aleje a un lado los objetos duros o del corte. Ponga algo suave bajo su cabeza. Afloje la ropa ajustada, especialmente el cuello.

3. No ponga cualquier cosa en la boca de la persona. Esto pode causar una lesión en los dientes y la quijada. Evitar que la persona no trague su lengua durante una crisis.

4. Permanecer a un lado de la persona , para permitir que la saliva salga hacia fuera, para lograr esto debe colocarlo de lado. Usted no se asuste si la persona en crisis parece que para de respirar temporalmente.

5. En ocasiones raras, si una crisis dura más de 5 minutos, o se repite sin la recuperación completa, debe llamar a una ambulancia de urgencias.

6. Después de eso, hable a la persona suavemente, con voz tranquila y permanezca con ella hasta que se asegure de que vuelva a estar conciente.

Tendencia de los pacientes con epilepsia a ocultar su enfermedad.

Un grupo de investigadores de la Escuela de Salud en Inglaterra realizó un estudio de corte transversal para comparar la respuesta de 122 pacientes a dos cuestionarios uno dirigido a sus médicos y el otro a los pacientes, con el propósito de establecer grados de ansiedad, o depresión debidas a la enfermedad, una vez recogidos los cuestionarios un 94 % encontraron que los pacientes esconden el antecedente de las convulsiones para no perder ciertos privilegios como son sus empleos etc. 34% tenían licencia para conducir automóviles, pero solo 5 lo revelaron a sus médicos, la mayoría ocultaron su enfermedad por temor a la discriminación, además una renuencia a someterse a controles médicos.

Los estudios de la OMS y el Banco Mundial han demostrado que la Epilepsia es un problema con consecuencias económicas considerables. Sin embargo muy pocos países europeos tienen planes nacionales para la epilepsia. La epilepsia tiene consecuencias tanto físicas, como psicológicas y sociales.

Muchas personas con epilepsia esconden su enfermedad, esto contribuye al aislamiento social, la baja autoestima y puede caer el paciente en depresión profunda y en el desamparo. varias personas con epilepsia desconocen su enfermedad, las mujeres con la enfermedad reciben información inadecuada acerca del embrazo y de los cuidados del recién nacido.

La Liga internacional contra la Epilepsia, promueve:

1. La información del público en general,
2. Identifica las necesidades de los pacientes con la enfermedad

3. Y proponen a los gobiernos tomar en cuenta las recomendaciones encaminadas al servicio y prevención de dicha enfermedad.

4. La educación, el tratamiento y la atención de todos los pacientes con esta enfermedad.

El Tratamiento Homeopático es el siguiente

En primer lugar debemos estudiar a fondo los medicamentos según el síndrome epiléptico y electroencefalográfico.

La Epilepsia es multifactorial, es decir que puede ser producida por muchas causas, pero obedece a un mismo mecanismo de producción, no es una enfermedad simple sino un síndrome, como le llamamos en medicina, por eso es importante buscar su origen, para poder quitar la causa, para ofrecerle a los enfermos su curación, no debemos temer a esta enfermedad por que no es contagiosa, ni hereditaria, sino una rara enfermedad, también es importante aquí mencionar que no todo el enfermo que presenta convulsiones es epiléptico, cuando nos encontremos frente a un paciente que haya presentado una crisis convulsiva solicitemos un electroencefalograma y exámenes de laboratorio para poder descartar cualesquiera otro neurológico.

SÍNDROME DE WEST (ESPASMOS INFANTILES)

El Síndrome de West es una epilepsia que aparece en los niños pequeños

(Lactantes) y se diagnostica por tres características:

Los niños presentan espasmos de los brazos y tronco (espasmos infantiles)

Se produce en ellos una regresión intelectual y del desarrollo motor

En el electroencefalograma aparece un patrón típico llamado *Hipsarritmia.*

Dicho síndrome puede deberse a lesiones graves cerebrales debidas a malformaciones de la esclerosis tuberosa. Por desgracia los niños afectados tienen un mal pronóstico ya que muchos de ellos presentaran crisis no controladas y un retraso mental medicamentos que pueden estar indicados: **CICUTA, OENANTHE, CUPRUM, BELLADONA. KALI PHOS.**

Síndrome de Lennox –Gastaut

Este síndrome se caracteriza por lo siguiente:

Su comienzo es en la infancia (entre el año y los ocho años de edad)

Son crisis severas de múltiples tipos: ausencias, crisis tónicas (rigidez súbita de todo el cuerpo) crisis atónicas (caídas bruscas) y convulsiones, las crisis pueden ser muy frecuentes (diarias) y ocurrir tanto de día como de noche.

El electroencefalograma presenta la punta de onda lenta y ritmos rápidos durante el sueño. Un retraso mental. Si el paciente no recuerda con exactitud como se presentan las crisis es obligatorio interrogar cuidadosamente a un familiar o a testigos que lo vieron.

Este cuestionario tiene por objeto tratar de encontrar el significado de la causa posible en la respuesta y su probable medicamento homeopático.

1. Duración de la crisis epiléptica	La causa probable se debe a:
1.1 ¿Cuándo tuvo usted la primera crisis epiléptica?.	a. Una lesión cerebral perinatal o b. Traumatismo cráneo encefálico
Si fue de niño	c. Infección congénita
En la adolescencia (entre 10 y 18 Años de edad).	a. Epilepsia idiopática b. Traumatismos c. Defectos congénitos
Adulto joven (entre 18 y 36 a.)	a. Traumatismos, b. Neoplásias, c. Drogas.
Adulto y anciano. (36 a 70)	a. Neoplasias. b. Traumatismo, c. Enfermedad. Vascular.

2. Localización, extensión y características de las crisis.

2.1 ¿Cómo se manifiestan las crisis?

a. Hay contracciones bruscas de la cara	a. Crisis motoras focales
b. de los dedos de las manos o pies	b. cortical inicial, en la corteza
c. del brazo o piernas	c. Motora Rolándica del área cuatro

d. de un lado del cuerpo.

d. Lado contrario.

2.2 Se extienden estos movimientos a los
Músculos de las extremidades.

2.3 La crisis focal puede ser-
músculos de las extremidades de la cara
del mismo lado del cuerpo con salivación Y chasquido
en la parte inferior del Área chasquido de labios.

2.4 Concluyen estos movimientos con las
convulsiones generalizadas

Crisis motora focal
con perdida de la conciencia.

2.5. Consisten las crisis en masticaciones Crisis motora focal, originando deglucione,
Convulsiones y caída al suelo diencenfalicas. sin pródromos,

Motora, dependiente de la salivación y masticación.

2.6. Consisten las crisis en entumecimiento y hormigueo de los dedos Crisis sensitiva focal, Labios o alguna otra parte del cuerpo. originada en él área sensitiva

2.7. ¿Termina con convulsiones generalizadas y perdida de conciencia?

Consisten las crisis en:

Nausea o vómitos paroxísticos? Crisis viscerales (vegetativas)

Malestar abdominal foco localizado en las áreas

Salivación excesiva? fronto temporal, medio frontal

Sudoración y palpitaciones. Para sagital e insular.

2.8 ¿ Consisten las crisis en ausencias breves de 10 a 45 segundos? Crisis de pequeño mal (motoras movimientos de masticación menores) niños y adolescentes de parpadeo (tres por segundo) originadas en las regiones meso

Con tensiones emocionales, bebidas

Alcohólicas, períodos menstruales.

3. Síntomas concomitantes:

Tiene usted algún tipo de aviso Minutos u horas antes de las crisis
Apatía o depresión
Irritabilidad o dolor de cabeza
Recupera usted la conciencia
Lentamente o rápidamente.

2.9 ¿ Empezó las crisis con:

estado tónica contracción del

Una caída violenta al suelo diafragma de los músculos

Un grito o aura.

La lengua queda con una impresión de

mordedura de la lengua o mejillas aprisionada frecuentemente

Emisión de orina, o de heces entre los dientes, durante él estado tónico pueden vaciarse la vejiga y los intestinos.

2.9 ¿ Cuánto tiempo duró el ataque? La duración habitual de las convulsiones son de duración de 5 minutos.

2.10 ¿Cuánto tiempo estuvo inconsciente? El coma puede durar desde varios minutos a media hora

3 Factores desencadenantes y agravantes

Se desencadenan las crisis: Epilepsia *"refleja"* inducida Mirando la televisión sensorialmente.

Con los ruidos o con la música

Las crisis pueden estar relacionadas con todos estos factores.

El aura proporciona la clave más fidedigna de la enfermedad subyacente

Necesitamos localizar e identificar plenamente las sensaciones.. por ejemplo la sensación de miedo que tiene Cicuta. olvida los objetos. Olvida hasta su propio nombre, alucinaciones, convulsiones y temblores. **Absinthium.**

La sensación de una descarga eléctrica o shock de **Arg. Met.**

La sensación de expansión del cuerpo y que se le entumen los dedos de las manos de **Arg. Met.** Siente como un ratón. **Ailanthus.**

Hipersensibilidad a la luz. Delirio furioso, alucinaciones visuales, la convulsión en los niños puede deberse a la fiebre. **Bell.**

Movimientos convulsivos de la cara. **Aconitum**

Agravación con los ruidos. **Cicuta.**

Convulsiones puerperales, con bochornos. **Amylenium Nitrosum.**

Agitación, inquietud, ansiedad, tiene alucinaciones, ve

animales, ve personas muertas, convulsiones en la noche. **Ars. Alb.**

Convulsiones infantiles

Nosotros estudiaremos sucesivamente:

1. Los Desórdenes de la inteligencia: confusión del delirio mental, alucinaciones y demencia
2. Los desórdenes de la afectividad: el ansiedad y la histeria
3. Los disturbios de la voluntad : obsesiones e impulsiones.
4. Desórdenes del sueño: insomnio y somnolencia. Convulsiones infantiles

Epilepsia.—La regla general es obtenida de todo el tratamiento básico durante los periodos del acceso. libre con manejo muy cuidadoso. Hay que comenzar con las diluciones medias por ejemplo 30c. y aumentar las diluciones entonces al particular y la demostración de remedios como el Azufre o Sulphur como remedio de fondo.

Epilepsia infantil, cuando hay alucinaciones, aura epigástrica, y sensación de frío en el estómago. **Ars Sulph. Flavum.**

Epilepsia especialmente en niños y bebes, aura precedida de gritos, sacudidas de un solo lado. **Artemisia.**

Crisis precedidas de pequeñas sacudidas como avisos 4 o 5 días antes de que se presenten, pierden el sentido y casi siempre son de lateralidad izquierda: **Asterias**

Alucinaciones, siente pequeñas sacudidas en la cara y miembros, fotofobia. **Baryta Mur.**

Alucinaciones por beber alcohol. **Carboneum Sulphuratum**

Sensación de hormigueo y temblor, siente como Shocks eléctricos y convulsiones. **Baryta Sulph.**

Oligofrenia, masturbación, convulsiones tónico clónicas con inconciencia total. **Bufo Rana.**

Epilepsia con cardiopatía vascular, dolor en miembro superior izquierdo, dolor precordial y en las manos con taquicardia. **Calc. Arsenicosa.**

Epilepsia con deseo de dulces. **Calc. sulph.**

Bochornos con sudor frontal. **Carlsbad.**

Convulsiones infantiles y enfermedad de parkinson. **Camphora Bromata**

Crisis epilépticas típicas ojos abiertos y hacia arriba con una fase clónica. **Cardiazol.**

Convulsiones durante la menstruación. **Caulophyllum.**

Aura que sale del plexo solar, con podromos antes de la menstruación y pérdida de la conciencia. **Causticum.**

Convulsiones en niños después de un berrinche o por la salida de los dientes con caída y sacudidas. **Chamomilla.**

Convulsiones en niños con sueño inquieto, sudor frío en la frente, tiene parásitos Intestinales. **Cina**

Siente el aura en la rodilla o en el plexo solar, sobresaltos durmiendo. **Cuprum Met.**

Alucinaciones auditivas y visuales- **Anhalonium.**

Cianosis marcada en la cara. **Anilinum**

Alucinaciones con delirio furioso. **Stramonium**

Alucinaciones sensoriales, escucha voces, percibe olor de leña quemada. **Anacard.**

Enseguida vamos a analizar los medicamentos correspondientes al grupo de las crisis generalizadas del primer grupo:

Cicuta Virosa. Este valioso medicamento esta indicad en cualquier tipo de epilepsia ya sea del gran mal o del pequeño mal.

Lo característico es:

La modalidad de tiempo. Las crisis se presentan por la noche.

Modalidad de causalidad Se desencadenan por los ruidos

Modalidad de lugar o región. Cuando existe el aura epigástrica, seguida de vértigos o sensación de miedo y una hipersensibilidad muy marcada a la luz en cualquiera de sus formas. Tenue o brillante, hasta la del televisor.

Los movimientos convulsivos se presentan primeramente en la cara

Posteriormente se distribuyen al resto del cuerpo.

Después de la crisis convulsiva las pupilas se encuentran dilatadas, a la exploración encontramos un ligero nistagmus pasajero o un estrabismo que pudiera estar desde antes del ataque.

Posterior a la crisis el enfermo se encuentra confundido y llega hasta olvidar su nombre.

Oenanthe Crocata. Este medicamento también es de los más Importante, ya que se encuentra indicado en;

Modalidad de causalidad. En las mujeres las convulsiones sobrevienen durante su menstruación o durante el embarazo

A causa de un traumatismo.

O durante el sueño.

Cuando se presenta el aura el enfermo escucha cada vez mas fuerte el sonido el sonido e una campana hasta que sobreviene la crisis epiléptica.

Las convulsiones se inician en los miembros inferiores y después pasan a los miembros superiores y a la cara finalmente el enfermo lanza un grito y cae al suelo donde se muerde la lengua. Presenta su respiración jadeante, muy escandalosa da la impresión como si se fuera a asfixiar.

Después de la crisis el enfermo queda muy agotado, con hipotermia, somnoliento y no recuerda nada.

Cuprum metalicum. Este medicamento también esta indicado en cualquiera de las formas de la epilepsia

Modalidad de causalidad. Las crisis son nocturnas, en las mujeres se presentan durante sus menstruaciones o por supresión de alguna erupción en la piel, algún susto o traumatismo.

La convulsión puede iniciar en las rodillas o de la base

del tórax, algunas veces con la sensación de constricción en los ojos o perdida momentánea de la visión.

La convulsión en ocasiones puede presentarse en el miembro superior izquierdo hasta la mano y grita al caer. Como los esfínteres se encuentran relajados la micción se presenta durante la convulsión, es importante observa que después de la convulsión se presenta cianosis y en algunos casos el cuerpo esta cubierto de sudor frío.

Belladona.

La indicación principal dependerá cuando la crisis se presenta mirando la televisión o durante el registro electroencefalográfico. El aura que refiere el enfermo es la sensación de un ratón que le sube por alguno de los miembros inferiores o superiores.

La crisis que presenta es generalmente una crisis generalizada, iniciándose en algunos de los miembros como ya antes se indico y continua hasta la cara. Pierde la conciencia y los síntomas motores se acompañan de descargas autonómicas, presenta además alteraciones del encefalograma Bilateral y simétrica.

Bufo Rana

Es un remedio clásico para cuando las crisis se presentan después de abusos sexuales o masturbaciones. Las crisis son precedidas por una violenta cefalea. Las crisis son nocturnas y se inician con un grito, pierde el tono muscular y cae bruscamente al piso. Después de las crisis hay midriasis y cefalea, la cual solo se mejora si se aplica compresas o baño caliente de pies y compresas frías en la cabeza.

ACTH . Acido Valproico. Vigabatrina. Levetiracetam, Oxcarbazepina.

Los medicamentos antes señalados y analizados anteriormente presentan

Epilepsias generalizadas, conocidas como gran mal es las mas comúnmente conocidas por su dramatismo como se presentan.

Enseguida vamos a estudiar a los medicamentos en este segundo grupo que corresponda a la epilepsia parcial se divide en parcial simple y parcial compleja.

La primera consiste de convulsiones focales o locales movimiento de un dedo o de la mano, de la comisura labial, del músculo orbicular etc. Si estas convulsiones se extienden lo harán siguiendo un trayecto determinado y entonces se le llaman las crisis Jacksonianas y pueden ser sensitivas o motoras con parestesias; movimientos involuntarios pasajeros, puede también haber alucinaciones auditivos, visuales y olfatorias.

En las epilepsias parciales complejas los ataques pueden tener diferentes manifestaciones clínicas.

1. **Manifestaciones Psíquicas.** En estas el paciente tiene la sensación de llegar a un lugar por primera vez y tiene la sensación de que ya lo havia visto antes, a este fenómeno se le conoce como DEJA VU. (Ya visto o vivido anteriormente) También puede haber ilusiones ópticas en las cuales el enfermo ve las cosas o los objetos o muy grandes o muy pequeñas

2. **Manifestaciones Psicomotoras** Automatismos o

epilepsias del lóbulo temporal pudiendo localizarse en uno o en ambos lóbulos electroencefalográficamente, como antes mencionamos hay automatismos gestuales, consistentes en movimientos como de flotarse las manos. mover los labios, saborearse etc.

3. **Manifestaciones Emocionales.** Los cuales consisten en las siguientes manifestaciones de Ira, de inquietud, alegría, miedo en todas sus manifestaciones, destacando el miedo la forma más frecuente y peligrosa es el ataque de ira, por que puede llegar a cometer actos criminales..

No puede diagnosticar la enfermedad con solo un electroencefalograma, si este es normal no quiere decir que no tenga la enfermedad y que uno anormal no quiere decir que la tenga. Necesitamos realizar un buen interrogatorio o como decios en Homeopatía una buena toma del caso.

Es muy importante alertar a los enfermos que desarrollan actividades peligrosas que pongan en riesgo no solo su vida sino también la de otros, como es el caso de los operadores de camiones urbanos, maquinaria pesada. albañiles etc.

Esta enfermedad deberá ser tratada a fondo con un tratamiento homeopático bien dirigido para evitar en los enfermos sus crisis y que se puedan incorporar a la sociedad y ser productivos llevando una vida normal gracias a los medicamentos homeopáticos.

Bibliografía Recomendada

1. Adams RD, Víctor M. "Epylepsy and the convulsive states En Principies de Neurology". Nueva York . MC Graw Hill. 1977: p. 211 .

2. Glaser GH. "*The Epilepsies* " Beeson PB.MC Dermott W eds. Textbook of Medicine 14 ed. Filadelfia Saunders,1975: p. 723.

3. A.Stevens Leonard. "Exploradores del Cerebro". Barral Editores.
Barcelona 1974. p. 235,236.248.295.

4. Farrera y Rozman "Medicina interna" II tomo. Editorial Marin.S.A.

5. Stauffer Karl. Homeoterapia p. 832,833. 5a. Alemana. 1975.

6. J. R. Perez. Manual de Materia Medica Homepática. México . 1933.

7. Killitsch Paul . Matiere Médicale Therapeutique . Libririe Maloine- Paris 1955.

8. Vijnovsky Bernardo Tratado de Materia Medica Homeopática. Buenos Aires 1978.9.-

9. Joseph. Laurie. The Homoeopathic Medicine Philadelphia . USA. 1871.